シニアが
毎日楽しくできる

週間脳トレ遊び

癒やしのマンダラ付き

脳トレーニング研究会編

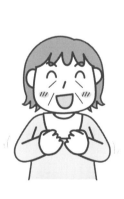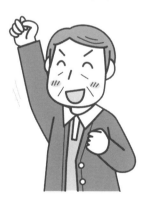

黎明書房

はじめに

　日頃から「脳を意識的に働かす」ということは，全ての人にとって，とても大切なことです。自分の脳で判断し行動するということは，健康で豊かな生活を送るために必要なことだからです。

　しかし，脳の力は意識して鍛えなければ，年齢と共に徐々に，あるいは急速に低下していきます。

　それを防ぐためにも日頃の脳トレーニングが大切になってきます。

　この本は，楽しいクイズや作業で脳トレーニングを行うものです。

● 　脳トレは，1週間毎，53週間からなっています。
● 　基本的に1日1つ，1週間で7つのクイズなどを行うようになっています。
● 　飽きずにできるように，1週間ごとにテーマを変えてあります。
● 　12週ごとにマイ・マンダラを色を塗って作る「癒しのマンダラ遊び」が入っています。
● 　途中，アミダくじの運試しが入っていますので，リラックスしてください。
● 　個人で楽しんでもよいし，施設でみんなと楽しんでも結構です。
● 　施設では随時コピーして，レクリエーションにお使いください。

　問題ができてもできなくても，大いに笑ってください。
　この本が，シニアの毎日を豊かにする一助となれば幸いです。

2017 年 1 月

脳トレーニング研究会

目　　次

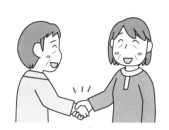

はじめに　2

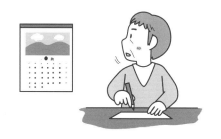

歴史に関するクイズです。〇か×かで答えてください。
さあ，あなたも歴女・歴男への第一歩を踏み出しましょう！！

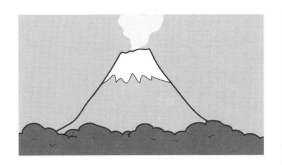

日

富士山は今まで一度も噴火
したことがない。

答え（　　　）

月

邪馬台国の女王・卑弥呼に
は弟がいた。

答え（　　　）

火

日本に女性の天皇はいな
かった。

答え（　　　）

水　「鳴くよ（794）ウグイス
平安京」と昔平安京に都が移っ
た年号を覚えたが，平安京に
鶯 はいなかった。

答え（　　　）

木　一休さんと良寛さんはと
ても仲が良く，屏風の虎の一
件では助けてもらった。

答え（　　　）

金　俳人の松尾芭蕉は，江戸
で一時期，水道工事にたずさ
わっていた。

答え（　　　）

土　徳川300年とよく言われ
るが，江戸時代は本当は340
年続いた。

答え（　　　）

第2週　日本一長い名前を覚えよう－寿限無－

　落語で有名な「寿限無」は，有難い言葉をつなぎ合わせてつけた長い名前です。有難い名前「寿限無」を覚えましょう。

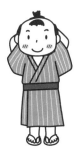

じゅげむ

じゅげむ

日 　じゅげむ　じゅげむ　ごこうのすりきれ

＊寿限無　寿限無　五劫の擦り切れ

月 　かいじゃりすいぎょのすいぎょうまつ　うんらいまつ　ふうらいまつ

＊海砂利水魚の水行末　雲来末　風来末

火 　くうねるところにすむところ　やぶらこうじのぶらこうじ

＊食う寝る処に住む処　藪ら柑子の藪柑子

水

ぱいぽぱいぽ
ぱいぽのしゅうりんがん

木

しゅうりんがんの
ぐうりんだい

金

ぐうりんだいの
ぽんぽこぴいの

土 　ぽんぽこなあの　ちょうきゅうめいの　ちょうすけ

＊ぽんぽこなあの　長久命の長助

真ん中に漢字1字を入れて，上下，左右がそれぞれ，2字熟語になるようにしてください。　＊辞書を引いてもOK！

（例）　真ん中に「楽」の字を入れると，音楽，快楽，楽譜という2字熟語ができる。

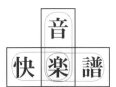

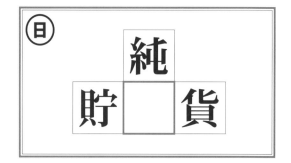

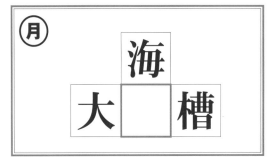

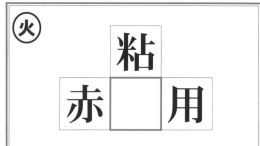

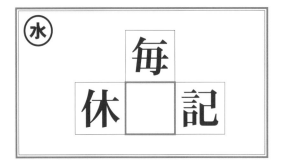

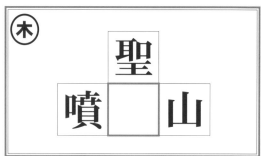

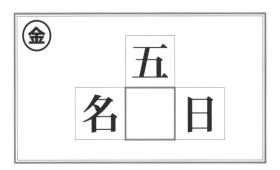

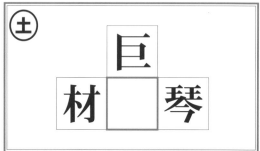

第4週　覚えていますか①

　大事な日付や，大きな出来事を思い出してみましょう。昔のことを思い出すのは，脳の刺激にもなります。

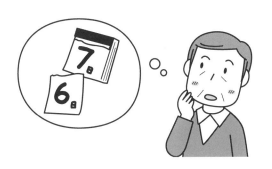

日　　今日は何年何月何日何曜日ですか。

（　　　　年　　　月　　　日

　　　　　　　　　　　曜日）

月

　　あなたの誕生日は？

（　　　　年　　　月　　　日）

火　　あなたのお父さん，お母さんの誕生日は？

父（　　　年　　　月　　　日）

母（　　　年　　　月　　　日）

水

　　日本人で最初にノーベル賞を受賞した人は？

　答え（　　　　　　　　　）

木

　　最初の南極観測船の名前は？

　答え（　　　　　　　　　）

金

　　あなたの小学校6年の時の担任の先生の名前は？

答え（　　　　　　　　）

土

　　東京オリンピックは何年何月何日にはじまりましたか。

答え（　　　年　　　月　　　日）

鉄道に関するクイズです。〇か×かで答えてください。

これで，あなたも鉄ちゃん・鉄子!!

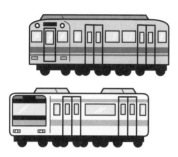

日
博多駅から京都駅に向かう列車は「上り」である。

答え（　　　）

月
日本で最初に鉄道が営業運転したのは，上野－甲府間である。

答え（　　　）

火
東京駅とイギリスのヴィクトリア駅は姉妹駅である。

答え（　　　）

水
日本で市街電車が初めて走ったのは，名古屋である。

答え（　　　）

木
世界最初の地下鉄は，蒸気機関車が引っ張った。

答え（　　　）

金
つばめ号という新幹線は，今，走っている。

答え（　　　）

土
時刻表が出版されたのは，戦後になってからである。

答え（　　　）

第6週　声に出して読みにくい日本語ー早口言葉傑作選ー

　早口言葉を声に出して，滑舌(かつぜつ)を鍛えましょう。できてもできなくても，大いに笑ってください。

となりのきゃくは

うりうりが……

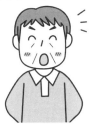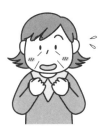

（日）

東京特許許可局(とうきょうとっきょきょかきょく)。

（月）

瓜売(うりうり)が瓜売(うりう)りに出(で)て瓜売(うりう)れず売(う)り売(う)り帰(かえ)る瓜売(うりうり)の声(こえ)。

（火）

泥鰌(どじょう)にょろにょろ，三(み)にょろにょろ，合(あわ)せてにょろにょろ六(む)にょろにょろ。

（水）

六曲(むまが)り曲(まが)って三曲(みまが)り。

（木）

青巻紙赤巻紙黄巻紙(あおまきがみあかまきがみきまきがみ)，黄巻紙赤巻紙青巻紙(きまきがみあかまきがみあおまきがみ)。長巻紙(ながまきがみ)に赤巻紙(あかまきがみ)。

（金）

となりの客(きゃく)はよく柿(かき)食(く)う客(きゃく)だ。

（土）

向(むこ)うの長押(なげし)の長薙刀(ながなぎなた)は誰(た)が長薙刀(ながなぎなた)ぞ。

11

　昔使われていた漢字を今の漢字に変換して，右の□の中に書いてください。分からなかったら，推理してみましょう。

（例）　藝術の「藝」は，今の漢字では「芸」に変換されます。似た形の漢字を探しましょう。

藝術→芸術

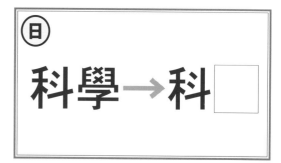

㉠ 科學→科□

㊊ 繪本→□本

㊋ 音樂→音□

㊌ 戀愛→□愛

㊍ 體操→□操

㊎ 畫家→□家

㊏ 辨當→□□

第8週　世界の名探偵クイズ

　世界にはミステリー小説に登場するたくさんの探偵がいます。次の中で，正しいものを①と②から選んでください。

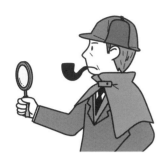

(日) 名探偵ポアロが解決した事件は？
① オリエント急行殺人事件
② ロンドン橋殺人事件
　　　　　答え（　　　　）

(月) シャーロック・ホームズの住んでいた所は？
① ベイカー街
② ウォール街
　　　　　答え（　　　　）

(火) 明智小五郎が少年探偵団と一緒に戦う相手は？
① 七色仮面
② 怪人二十面相
　　　　　答え（　　　　）

(水) ポーが書いた世界最初の探偵小説は？
① ナイル殺人事件
② モルグ街の殺人事件
　　　　　答え（　　　　）

(木) 金田一耕助が最初に解決した事件は？
① 本陣殺人事件
② 天川殺人事件
　　　　　答え（　　　　）

(金) 日本特有の時刻表トリックの殺人で有名な警部は？
① 十津川省三警部
② 木下右京警部
　　　　　答え（　　　　）

(土) 内田康夫の創った信濃のコロンボと言われる警部は？
① 岡部和雄警部
② 竹村岩男警部
　　　　　答え（　　　　）

第9週　ナンバークロスワード

すでに分かっている数字の文字を先に書き込みましょう。そのあと，推理して文字を埋めていきます。

【ルール】　同じ数字のマスには同じ文字が入る。違う数字のマスに同じ文字は入らない。大きな文字も小さな文字も同じに扱います。

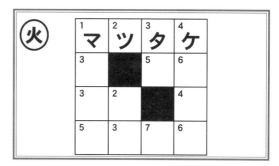

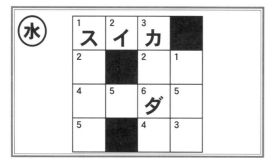

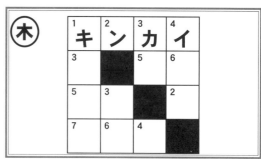

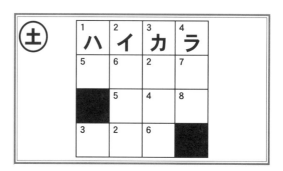

14

　　真ん中に漢字１字を入れて，上下，左右がそれぞれ，２字熟語になるようにしてください。　＊辞書を引いてもＯＫ！

（例）　真ん中に「海」の字を
　　　　入れると，大海，深海，
　　　　海底，海辺という２字熟
　　　　語ができる。

```
      大
  深  海  辺
      底
```

日
```
      大
  独  □  問
      校
```

月
```
      授
  職  □  界
      務
```

火
```
      完
  達  □  功
      人
```

水
```
      前
  発  □  退
      歩
```

木
```
      社
  再  □  話
      社
```

金
```
      発
  感  □  灯
      子
```

土
```
      安
  決  □  価
      例
```

第11週 笑って運試し① ラッキー曜日

　アミダクジです。横線を3本書き足して，1〜5の好きなところから，占ってみましょう。選んだ線の先が，来週のラッキー曜日です。当たるも八卦^{はっけ}，当たらぬも八卦です。どうぞ，お楽しみください。

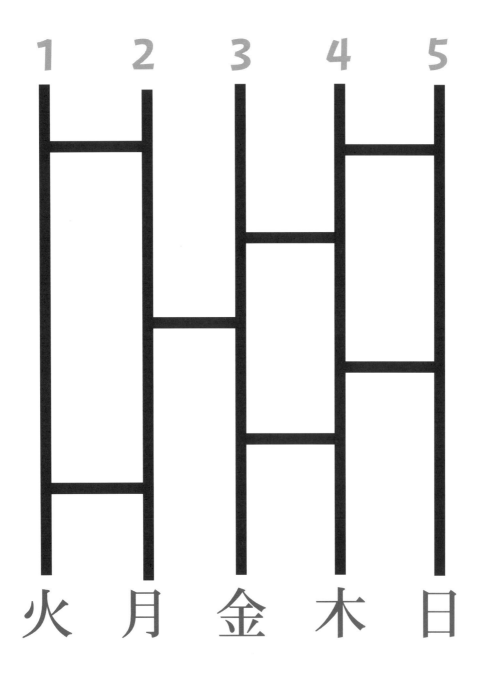

第12週　癒やしのマンダラ遊び①

　マンダラを塗ることは気持ちを落ち着かせてくれます。1週間かけてじっくり塗りましょう。カラーペンやサインペンで塗っても，色鉛筆で塗ってもかまいません。この本のカバーを参考に，自分の気持ちのおもむくままに色を塗ってみましょう。そして，飾って楽しみましょう。

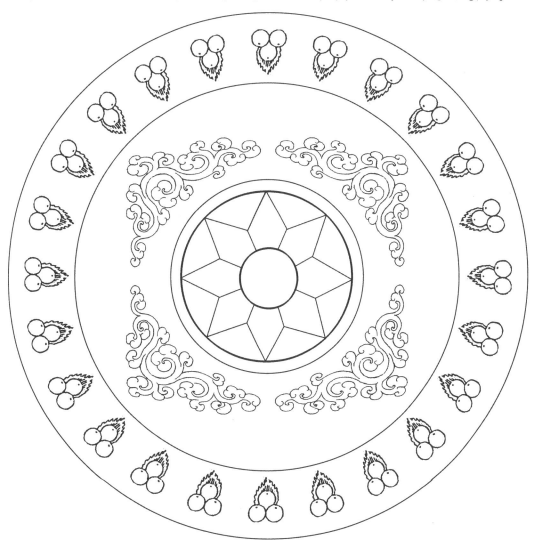

　※この本に掲載の「癒やしのマンダラ遊び①〜④」の原画は，アレ・ラマ原画『まんだらアートの塗り絵』（星の環会刊，W190 × H210㎜，72 頁，定価：本体 1200 円＋税）から転載したものです。本書をご希望の方は，書店か，星の環会にご照会ください。
　星の環会：電話 03-5292-0481　E-mail：hosinowa@pp.iij4u.or.jp

第13週　16マス計算1週間①　足し算

ヨコの列の数字とタテの列の数字を足しましょう。例にしたがって，計算し，マスを埋めてください。

（例）

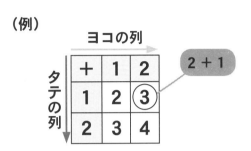

日

+	1	4	5	3
6				
3				
2				
4				

月

+	6	2	4	8
1				
6				
5				
2				

火

+	7	9	2	5
3				
8				
1				
5				

水

+	9	7	6	8
3				
5				
6				
4				

木

+	9	11	7	13
8				
12				
14				
10				

金

+	17	21	11	19
15				
12				
23				
16				

土

+	15	22	20	8
24				
16				
17				
28				

人類の進歩を見ていくと，そこには，偉大な発明や発見があるものです。発明・発見に関するクイズに〇か×かで答えてください。

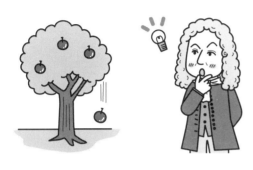

(日) 林檎が木から落ちるのを見て，ニュートンは万有引力の法則を発見した。

答え（　　　）

(月) 平賀源内は，摩擦で電気を起こすエレキテルを1から作って人々を驚かせた。

答え（　　　）

(火) トーマス・エジソンは，ベルより前に電話の特許申請をしたが，内容不備で受理されなかった。　答え（　　　）

(水) アメリカのE. ハウは針の先に穴が開いている夢を見て，ミシンを発明し，1846年特許を取った。

答え（　　　）

(木) 日本で最初にテレビが作られたのは戦前である。

答え（　　　）

(金) iPS細胞を作ってノーベル生理学・医学賞を受賞したのは，朝永振一郎（ともながしんいちろう）である。

答え（　　　）

(土) 明治時代に日本で独自に飛行機を作ろうとした人がいた。

答え（　　　）

大事な日付や，大きな出来事を思い出しておきましょう。昔のことを他の人と話し合ったりすることも脳にとてもよいことです。

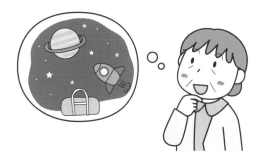

日 初めてあなたが行った旅行先はどこですか。

答え（　　　　　　　）

月 中国から上野動物園に初めて来た2匹のパンダの名前は？

答え（　　　　　　　）

答え（　　　　　　　）

火 あなたは大阪万博に行きましたか？

答え（　　　　　　　）

水 あなたの小学校の時の好きな教科は何ですか？

答え（　　　　　　　）

木 あなたの小学校の時の仲の良かった友達の名前は？

答え（　　　　　　　）

金 1969年7月20日に月面着陸したアメリカの宇宙船は，アポロ何号でしたか？

答え（　　　　号）

土 あなたの生まれた所（地名）はどこですか。

答え（　　　　　　　）

第16週　1週間を楽しく記録しよう

まず日にち，天気を書きます。

嬉しかったこと，おいしかった物，握手した人の名前などを書きます。

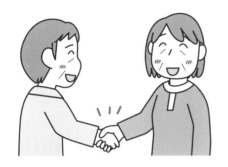

日　　　月　　　日　天気
○嬉しかったこと：

○おいしかった物：
○握手した人：

月　　　月　　　日　天気
○嬉しかったこと：

○おいしかった物：
○握手した人：

火　　　月　　　日　天気
○嬉しかったこと：

○おいしかった物：
○握手した人：

水　　　月　　　日　天気
○嬉しかったこと：

○おいしかった物：
○握手した人：

木　　　月　　　日　天気
○嬉しかったこと：

○おいしかった物：
○握手した人：

金　　　月　　　日　天気
○嬉しかったこと：

○おいしかった物：
○握手した人：

土　　　月　　　日　天気
○嬉しかったこと：

○おいしかった物：
○握手した人：

第17週　割合計算！

割合に関する計算問題です。いくらになるか，計算してみましょう。
電卓を使ってもOK！

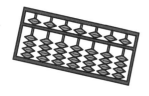 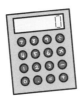

（日）　800円のお魚がタイムセールで半額になっていました。いくらで買えますか。

答え（　　　　　　円）

（月）　500円の珈琲を飲みましたが，新装開店セールで2割引きでした。いくら引いてもらえましたか。

答え（　　　　　　円）

（火）　1000円と500円の商品を買ったら，3割引きで買えました。いくらで買えましたか。

答え（　　　　　　円）

（水）　割引券を使って，5000円の花束を買ったら，40パーセントオフでした。いくら払いましたか。

答え（　　　　　　円）

（木）　3000円の夕食を2割引きで食べました。いくら払いましたか。

答え（　　　　　　円）

（金）　1人1000円の動物園の入場料が，3人だと合計金額が1割引になりました。払った合計金額はいくらですか。

答え（　　　　　　円）

（土）　素敵な絵画を25パーセントオフで買ったら，6000円でした。元値はいくらですか。

答え（　　　　　　円）

第18週　分かっているようで分かっていない言葉

　世の中には，分かっているようで分かっていない言葉があります。正しい説明を3つの中から選んでください。

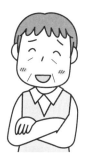

日 順不同
① 同じ様に並べること。
② 順番が同じでないこと。
③ 順番に一定の基準がない
こと。　　　答え（　　　）

月 手紙で，前略
① 名前の省略
② すぐに本題に入る時の挨拶
③ 不完全
答え（　　　）

火 全
① 同じ
② 人工物
③ 不完全である。
答え（　　　）

水 3ケ
① 3つのケ
② 3個
③ 3人
答え（　　　）

木 かしこ
① 女性が手紙の終わりに記す言葉。
② かしこまりました。
③ 賢い子　　答え（　　　）

金 関係者各位
① ご関係者の各々の地位
② ご関係者の皆様方
③ ご関係者の各さん
答え（　　　）

土 於会議室
① 会議室において。
② 会議室から。
③ 会議室まで。
答え（　　　）

次の若者言葉はどのような意味でしょう。①〜③の選択肢の中から，選んでください。

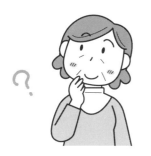

日 あざお
① ありがとうございます。
② あざができてるよ。
③ あ，棹。
　　　　　　　　答え（　　）

月 MJK
① モーニングジョーク
② マジか。（本当ですか）
③ 身近な人のこと。
　　　答え（　　）

火 ありよりのあり
① 蟻のように，小さいこと。
② 有りかなしかで言ったら，有りといったニュアンス。
③ 在原業平のニックネーム。
　　　　　　答え（　　　）

水 しんどい
① 正直しんどい。
② しょんぼりと落ち込む。
③ ファッションがド田舎。
　　　答え（　　）

木 チキる
① チキン（鶏）を食べる。
② 知己に会う。
③ 臆病になる。
　　　　　答え（　　）

金 パリピ
① パリのピーマン
② パセリを好きな人々
③ 派手に行事を楽しむ人々
　　　答え（　　）

土 フロリダ
① フロリダに行きたい。
② 入浴の為，連絡を絶つこと。
③ お風呂当番のこと。
　　　　　答え（　　）

同じ偏を持つ漢字は，共通点があります。3つの空欄全てに共通する偏をそれぞれ書き入れてください。3つの共通点が見えてきます。

（例）「ひへん」を入れると，
灯・焼・煙となる。

灯　焼　煙

（日）次の漢字に共通する偏を入れてください。

公　市　妥

（月）次の漢字に共通する偏を入れてください。

音　青　月

（火）次の漢字に共通する偏を入れてください。

毎　皮　可

（水）次の漢字に共通する偏を入れてください。

同　艮　失

（木）次の漢字に共通する偏を入れてください。

干　匂　昜

（金）次の漢字に共通する偏を入れてください。

竟　也　反

（土）次の漢字に共通する偏を入れてください。

卡　由　禁

水	木	金	土

水

「や・かな・けり」は、5・7・5に整えるのに便利。使うと句がぱちっとして、引き締まる。

鰯雲やがてうすれて消えにけり

＊季語…鰯雲。いわしぐも。秋。

木

良い言葉が浮かばなかったら擬態語（きらきら、さんさん等）・擬声語（わんわん、にゃんにゃん等）を使う。雰囲気が出て楽しい。

七五三ころころ笑う母と孫

＊季語…七五三。しちごさん。冬。

金

良い季語が浮かばなかったら、春・夏・秋・冬を頭につけると簡単。それは最強の裏ワザ。「夫と歩けば（おっととあるけば）」と8音になるが、多少音数が増えても口調が良ければ構わない。

冬の町夫と歩けばほのぼのと

＊季語…冬の町。ふゆのまち。冬。

土

では、作ってみよう。季語から入ると作りやすいが、季語は五・七・五のどこに入れても大丈夫。

五（　　）七（　　）五（　　）

◎俳句が出来たら、「黎明俳壇」に投句してください。詳しくは、最後の頁を見てください。

26

1週間で、俳句の作り方の基礎を学びましょう。

俳句は、5音 〇〇〇〇〇・7音 〇〇〇〇〇〇〇・5音 〇〇〇〇〇 に季語（季節感を持つ言葉）を入れて作ります。

日	月	火
5・7・5の上の5に、まず季語を入れる。季語が、5音だと作りやすい。 西瓜割り右や左に逃げる人 ＊季語…西瓜割り。すいかわり。夏。 季語とほかの何かを組み合わせる。では、「春風」と「孫」を組み合わせてみよう。季語「はるかぜ」と4音なので、「や」を足して調節。「まご」では3音足りないので、この句では3音「二人（ふたり）」を足す。	春風やいつも元気な孫二人 ＊季語…春風。はるかぜ。春。 5・7・5にうまくならない時は、「や・かな・けり」を足して調節。（月曜日では「や」を足した。）これらは切字（きれじ）といって、上に来る言葉を強調する言葉である。一句に一つ。	猛暑かな妻は今年も北国へ ＊季語…猛暑。もうしょ。（「しょ」は1音。）夏。

27

　来週の予定を考えてみましょう。何か１つ新しいことに挑戦できるとよいですね。

来週にやりたいことリスト

○
○
○
○
○

> 日　来週の日曜日は,
> （　　　年　　　月　　　日）
> 予定は…

> 月　来週の月曜日は,
> （　　　年　　　月　　　日）
> 予定は…

> 火　来週の火曜日は,
> （　　　年　　　月　　　日）
> 予定は…

> 水　来週の水曜日は,
> （　　　年　　　月　　　日）
> 予定は…

> 木　来週の木曜日は,
> （　　　年　　　月　　　日）
> 予定は…

> 金　来週の金曜日は,
> （　　　年　　　月　　　日）
> 予定は…

> 土　来週の土曜日は,
> （　　　年　　　月　　　日）
> 予定は…

①〜③の3つのキーワードから，なんのお話か考えてください。

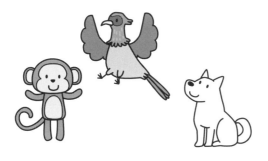

日
① イヌ
② サル
③ キジ
答え（　　　　　　　　　）

月
① 5人の貴族
② 満月
③ 竹
答え（　　　　　　　　　）

火
① 伸びる豆
② 巨人
③ 金の卵を産む鶏
答え（　　　　　　　　　）

水
① うさぎ
② たぬき
③ 舟
答え（　　　　　　　）

木
① カメ
② タイやヒラメ
③ 乙姫
答え（　　　　　　　）

金
① かに
② うす
③ さる
答え（　　　　　　　）

土
① 7人の小人
② リンゴ
③ 魔女
答え（　　　　　　　）

第24週　笑って運試し② ラッキーマーク

　アミダクジです。横線を3本書き足して，1～5の好きなところから，占ってみましょう。選んだ線の先が，来週のラッキーマークです。当たるも八卦，当たらぬも八卦です。どうぞ，お楽しみください。

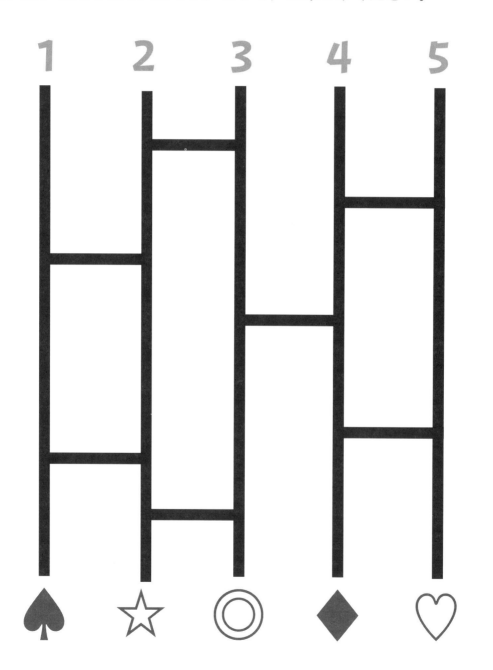

第25週　癒やしのマンダラ遊び②

　マンダラを塗ることは気持ちを落ち着かせてくれます。1週間かけてじっくり塗りましょう。カラーペンやサインペンで塗っても，色鉛筆で塗ってもかまいません。この本のカバーの他の作例を参考に，自分の気持ちのおもむくままに色を塗ってみましょう。そして，飾って楽しみましょう。

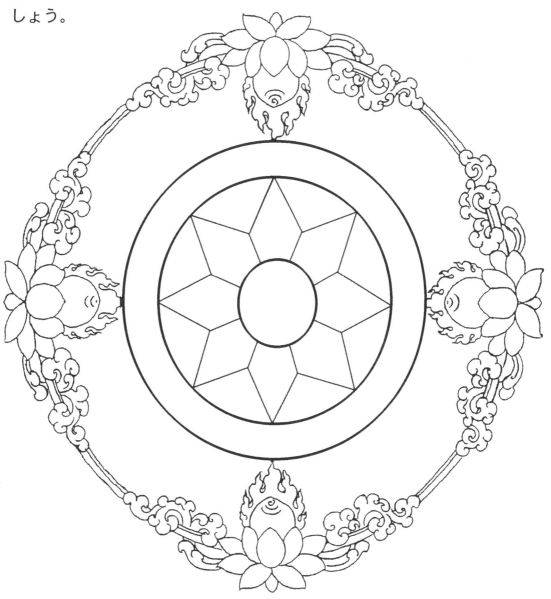

※アレ・ラマ原画『まんだらアートの塗り絵』（星の環会刊）より。本書をご希望の方は17頁をご覧ください。

第26週　16マス計算1週間②　引き算

ヨコの列の数字から，タテの列の数字を引きましょう。例にしたがって，計算をしてください。

（例）

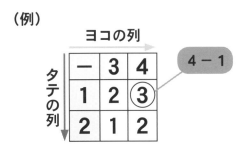

日	－	6	4	7	5
	1				
	3				
	4				
	2				

月	－	9	6	10	7
	2				
	5				
	3				
	1				

火	－	8	6	7	9
	5				
	3				
	4				
	6				

水	－	12	8	10	13
	7				
	3				
	5				
	6				

木	－	15	9	11	14
	8				
	5				
	3				
	9				

金	－	18	13	16	20
	9				
	4				
	11				
	7				

土	－	13	19	14	17
	6				
	12				
	7				
	10				

第27週　日本の暦クイズ

私達の生活に関係の深い日本独自の暦（こよみ）のクイズです。〇か×かで答えてください。

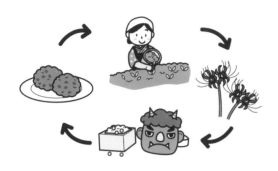

日　「節分（せつぶん）」は，「季節を分ける」ことに由来し，立春と同じ日である。

答え（　　　）

月　「彼岸（ひがん）」は年に一度あり，春分の日をはさんで前後3日間で，墓参りをする。

答え（　　　）

火　「八十八夜」は立春から数えて88日目で，これを過ぎると霜は降りないとされる。

答え（　　　）

水　「入梅（にゅうばい）」は，梅の咲く時期を表し，春の訪れを指す暦の1つである。

答え（　　　）

木　「半夏生（はんげしょう）」とは，元々は田植えを終える目安となった時期である。

答え（　　　）

金　「土用（どよう）」は，夏だけで，春・秋・冬はない。

答え（　　　）

土　「二百十日」は，稲が実を結ぶ時で，台風が一番多く来る日である。

答え（　　　）

第 28 週　日本語を楽しもう

　擬声語は，わんわん，擬態語は，つるつるといった言葉です。日本語には沢山あります。次の擬声語・擬態語で短い文を作って，楽しんでください。

例：擬声語「もーもー」
・牛が遠くで**もーもー**鳴きました。
例：擬態語「わくわく」
・明日からの旅行に，**わくわく**しています。

⬤日　1　どんどん：

⬤月　2　ぼうぼう：

⬤火　3　ぴかぴか：

⬤水　4　わんわん：

⬤木　5　くるくる：

⬤金　6　てくてく：

⬤土　7　すやすや：

美術作品に関するクイズです。背景を知ると，美術作品をより楽しめます。〇か×かで答えてください。

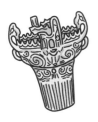 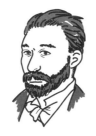

日
　ミロのビーナスは，発見された時は，両腕があった。
　　　　　　答え（　　　）

月
　宮本武蔵は剣術だけでなく絵画においても一流だった。
　　　　　　答え（　　　）

火　ゴッホは，日本の縄文土器に熱中して，油絵で縄文土器を描いた。
　　　　　　答え（　　　）

水　フランスの画家ゴーガンは，ヨーロッパ文明が嫌になり，ニュージーランドに行った。
　　　　　　答え（　　　）

木　ピカソの代表作「ゲルニカ」は，ゲルニカ村へのナチスドイツの無差別爆撃に抗議して描かれた。**答え（　　　）**

金　葛飾北斎（かつしかほくさい）は，将軍徳川家斉（なり）の前でニワトリに絵を描かせた。
　　　　　　答え（　　　）

土
　縄文土器の美しさを発見したのは，岡本太郎である。
　　　　　　答え（　　　）

2字熟語のスタンプです。押したらどうなるか，文字の元の形を考え，正しい熟語を書いてみましょう。

（例）

間中　→反転→　仲間

（日）

答え（　　　　　　　）

（月）

答え（　　　　　　　）

（火）

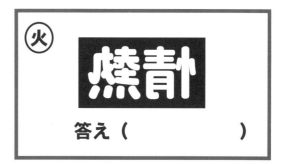

答え（　　　　　　　）

（水）

答え（　　　　　　　）

（木）

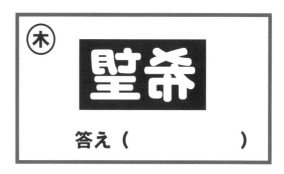

答え（　　　　　　　）

（金）

答え（　　　　　　　）

（土）

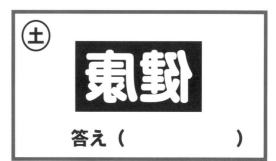

答え（　　　　　　　）

きちんと書けなくても結構です。できないことを楽しんでください。
できなければ，利き手でもＯＫ！

反対の手で文字を書くことで，いつもとは異なる脳の働きを促します。
薄く書かれた文字をなぞってみましょう。できてもできなくても，楽しんで取り組みましょう。

 正

＊正直こそが
　宝です。

 吉

＊吉報を
　待ちましょう。

 好

＊毎日が好い日で
　ありますように。

 笑

＊「笑う門(かど)には福
　来たる」です。

 福

＊「福は内！」
　でいきましょう。

 祝

＊とにかく何でも
　祝ってもらいま
　しょう。

 寿

＊ボケずに長生き！

第32週　日本の神社・お寺クイズ

　日本には神社やお寺が数多くあります。日本の神社やお寺に関するクイズです。〇か×かで答えてください。

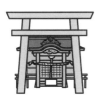 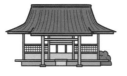

日
　宝くじにご利益のある神社がある。

答え（　　　）

月
　一番お寺の多い都道府県は京都府である。

答え（　　　）

火
　一番初詣数が多いのは東京の浅草寺である。

答え（　　　）

水
　10月に日本中の神様が集まる神社は伊勢神宮である。

答え（　　　）

木
　奈良の東大寺の大仏よりも鎌倉の大仏の方が大きい。

答え（　　　）

金
　電気・電波・コンピュータを守護する神社がある。

答え（　　　）

土
　がん封じの寺はたくさんある。

答え（　　　）

第33週 日にち計算クイズ

次の文章を読んで，適切な日にちを書いてください。カレンダーを見ながらでもOK！

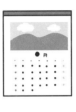
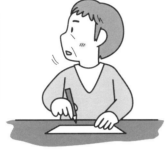

日 今日1月1日は元日です。その1週間後がお孫さんの結婚式です。1月何日ですか。

答え（　　月　　日）

月 今日2月4日は立春です。では，88日後の八十八夜は何月何日ですか。（閏年でないとする） 答え（　　月　　日）

火 今日4月8日は花祭りです。20日後にお茶会があります。お茶会はいつですか。

答え（　　月　　日）

水 今日5月5日はこどもの日です。18日前が孫の誕生日でした。孫の誕生日はいつですか。 答え（　　月　　日）

木 今日6月21日は夏至です。2週間後は，孫の歌の発表会です。発表会はいつですか。

答え（　　月　　日）

金 今日は9月2日です。2週間後に3連休が始まります。連休の最終日は何月何日ですか。

答え（　　月　　日）

土 今日11月3日は文化の日です。27日後に美術館へ行く予定です。何月何日ですか。

答え（　　月　　日）

　歴史に関する修行クイズです。修行編は江戸時代に焦点を当てた問題です。〇か×かで答えてください。歴女・歴男へあと一歩です！！

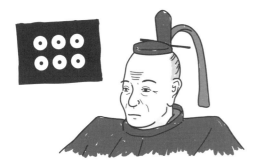

日 真田幸村の兄，松代10万石藩主・真田信之（のぶゆき）は，三代将軍徳川家光（1604 － 1651）の代まで生きた。　答え（　　）

月 　江戸時代に日本で初めて空を飛んだ人がいた。

答え（　　）

火 　江戸時代に日本で初めて博覧会が開かれた。

答え（　　）

水 サハリン（樺太）とシベリアの間の海峡を，間宮海峡と名付けたのは，伊能忠敬（いのうただたか）である。　答え（　　）

木 江戸時代に身分制度を強く批判し，平等な社会を唱えた人がいた。

答え（　　）

金 　江戸時代には千石船以上の大きな船はなかった。

答え（　　）

土 鎖国でも日本と貿易ができたヨーロッパの国は，デンマークである。

答え（　　）

左右対称の文字の半分が切り取られています。半分を対称に書き，何の文字なのかを当てましょう。

例

山、→ 山　答え（山）

日　　　　　　　答え
ヲ　　　（　　）

月　　　　　　　答え
　　　　　（　　）

火　　　　　　　答え
　　　　　（　　）

水　　　　　　　答え
　　　　　（　　）

木　　　　　　　答え
　　　　　（　　）

金　　　　　　　答え
　　　　　（　　）

土　　　　　　　答え
　　　　　（　　）

アミダクジです。横線を３本書き足して，１〜５の好きなところから，占ってみましょう。選んだ線の先が，来週のラッキーワードです。当たるも八卦，当たらぬも八卦です。どうぞ，お楽しみください。

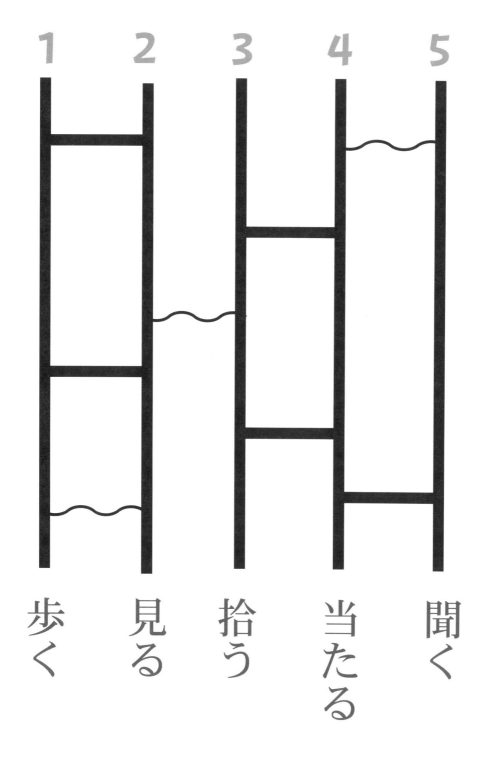

第37週　癒やしのマンダラ遊び③

　マンダラを塗ることは気持ちを落ち着かせてくれます。1週間かけてじっくり塗りましょう。カラーペンやサインペンで塗っても，色鉛筆で塗ってもかまいません。この本のカバーの他の作例を参考に，自分の気持ちのおもむくままに色を塗ってみましょう。そして，飾って楽しみましょう。

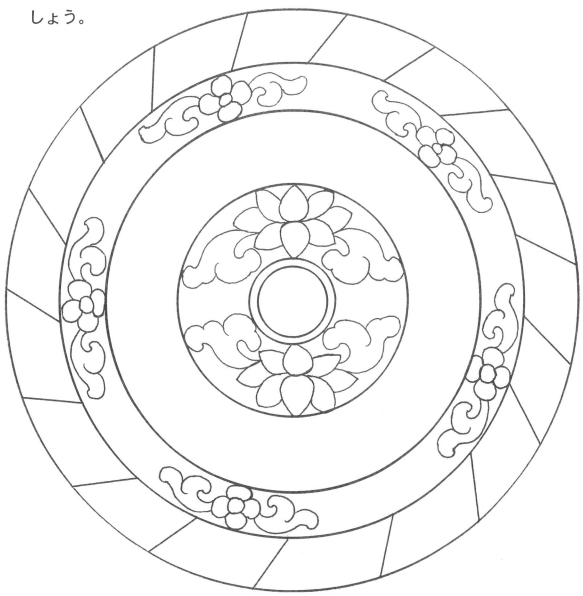

※アレ・ラマ原画『まんだらアートの塗り絵』（星の環会刊）より。本書をご希望の方は17頁をご覧ください。

第38週　生きている化石クイズ

生きている化石に関するクイズです。○か×かで答えてください。太古に思いを馳せてみましょう。

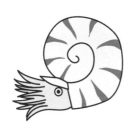

日 今は街路樹としてよく植えられている化石植物メタセコイヤは，大昔は日本にも自生していた。　答え（　　　）

月 ヨーロッパのイチョウの木は，江戸時代に日本から持ち帰られた種で広まった。
答え（　　　）

火 ベルヌの『海底2万哩（マイル）』の潜水艦ノーチラス号のノーチラスとはエイのことである。
答え（　　　）

 日本などに生息するムカシトンボは，飛ぶことができない。
答え（　　　）

 瀬戸内海などに生息するカブトガニは，エビの仲間である。
答え（　　　）

金 オオサンショウウオは，世界中どこにでもいる。
答え（　　　）

土 3億5千万年前と同じ姿をしている魚，シーラカンスは，日本に生息しているかもしれない。　答え（　　　）

テーマにそった漢字がタテ・ヨコのどちらかに５つ隠れています。見つけ出して丸で囲みましょう。

（例）テーマ：楽器
　太鼓，三味線，縦笛，鈴，木琴の５つの楽器が隠れています。

太	三	味	線
鼓	音	縦	岡
楽	光	笛	響
鈴	歌	木	琴

日　テーマ：色

黄	希	糸	黒
情	紫	比	巴
青	仁	己	清
絡	横	紅	柴

月　テーマ：花の名前

向	百	合	薔
日	白	回	薇
葵	微	桜	発
林	目	台	椿

火　テーマ：身体の一部

肋	骨	畑	脛
蔵	瀬	心	貴
腎	文	臓	麻
臓	肘	明	理

水　テーマ：さかな

穴	子	有	隊	鮪
日	秋	刀	魚	隊
河	秤	交	空	予
豚	校	何	穫	平
侑	力	究	秒	目

木　テーマ：くだもの

家	林	檎	寧	桃
浦	巣	葡	木	蒲
兆	岳	萄	禽	桃
檸	檬	舞	蒙	缶
市	森	無	花	果

金　テーマ：やさい

大	根	裕	渋	信
楽	連	北	菠	錦
栄	倉	隆	蓮	章
玉	南	瓜	草	間
葱	関	貴	茄	子

土　テーマ：スポーツ

野	球	武	増	部
真	都	直	柔	道
和	剣	道	吉	相
卓	伊	新	水	磯
球	松	斗	泳	堀

　美術作品に関する卒業クイズです。全問正解目指してがんばってください。〇か×かで答えてください。

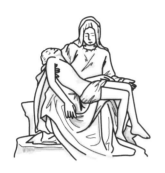

日 歌川広重（うたがわひろしげ）の「東海道五十三次」に富士山は出てこない。

答え（　　　）

月 ロンドンの大英博物館にはモナリザが展示されている。

答え（　　　）

火 文化勲章を受章した草間彌生（くさまやよい）の水玉模様は，ルイ・ヴィトンの財布に使われている。

答え（　　　）

水 抽象画の創始者カンディンスキーは，逆さまに置かれた自分の絵を見て感動し，抽象画を発想した。

答え（　　　）

木 法隆寺の玉虫の厨子（ずし）は名前だけで，玉虫は使われていない。

答え（　　　）

金 ミケランジェロは目が見えなくなっても彫刻を止めなかった。

答え（　　　）

土 世界的な版画家・棟方志功（むなかたしこう）は若い頃，「ゴッホ」は「画家」を指す言葉だと思っていた。

答え（　　　）

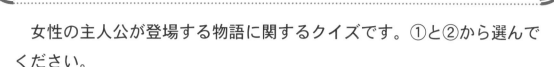

女性の主人公が登場する物語に関するクイズです。①と②から選んでください。

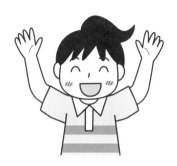

日 森光子が2017回演じた『放浪記』の主人公・林芙美子の職業は？
①小説家　②歌手

答え（　　　）

月 尾崎紅葉作の『金色夜叉』で，ダイヤモンドに目がくらんだと貫一に蹴飛ばされた女性は？　①お花　②お宮

答え（　　　）

火 『おしん』の原作者は？
①向田邦子
②橋田壽賀子

答え（　　　）

水 映画『ローマの休日』でアン王女が共に過ごす相手の職業は？
①SP　②新聞記者

答え（　　　）

木 オルコット作の『若草物語』の主人公たちの家族構成は？　①4人姉妹　②双子

答え（　　　）

金 モンゴメリ作の『赤毛のアン』の舞台となったカナダの島の名は？　①プリンスエドワード島　②マンハッタン島

答え（　　　）

土 谷崎潤一郎作『春琴抄』で春琴に仕える丁稚の名前は？　①又吉　②佐助

答え（　　　）

第42週　文学を語ろうクイズ

　文学に関するクイズです。〇か×かで答えてください。日本の文学に触れて，親しみましょう。

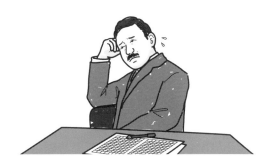

日　夏目漱石の出生地は，『坊っちゃん』の舞台となった愛媛県松山市である。

答え（　　　）

月　太宰治（だざいおさむ）は，選考委員の川端康成に芥川賞を受賞させてもらうよう，手紙を書いた。

答え（　　　）

火　『ノルウェイの森』の作者・村上春樹は，ノーベル文学賞を受賞した。

答え（　　　）

水　森鷗外（もりおうがい）はフランス留学経験から，『舞姫』（まいひめ）を執筆した。

答え（　　　）

木　江戸川乱歩（えどがわらんぽ）というペンネームは，乱歩が，江戸川の近くに住んでいたことに由来する。

答え（　　　）

金　宮沢賢治は，石川啄木と同じ中学校の出身である。

答え（　　　）

土　瀬戸内寂聴（じゃくちょう）の出家する前の名前は瀬戸内晴美（はるみ）である。

答え（　　　）

ヒントの太字の漢字をてがかりに，タテ・ヨコが熟語になるように□を漢字で埋めてください。　＊辞書を引いてもＯＫ！

例：「初□」と「□中」の□に入れて，
　　熟語になるものを考えていく。

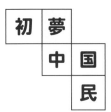

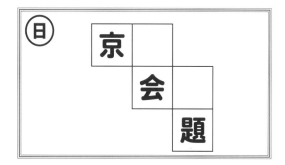

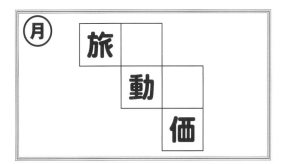

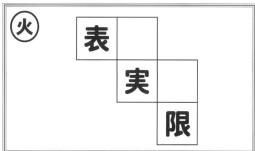

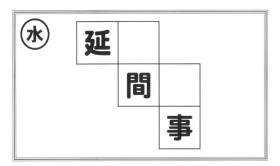

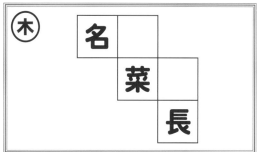

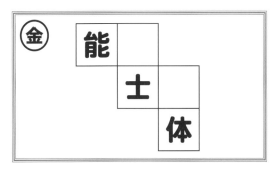

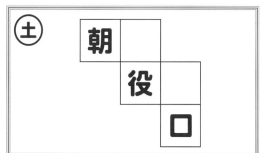

ヨコの列の数字とタテの列の数字を掛けてください。九九を思い出しながら計算してください。

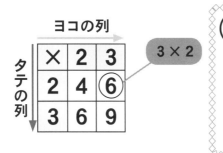

日	×	2	4	5	6
	1				
	3				
	2				
	5				

月	×	7	3	2	9
	5				
	2				
	4				
	8				

火	×	8	4	7	6
	9				
	7				
	3				
	6				

水	×	6	5	7	9
	4				
	8				
	2				
	3				

木	×	7	9	5	6
	8				
	10				
	7				
	6				

金	×	12	8	10	6
	3				
	2				
	4				
	1				

土	×	10	9	11	8
	7				
	8				
	6				
	5				

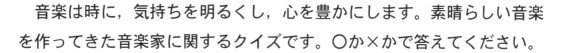

音楽は時に，気持ちを明るくし，心を豊かにします。素晴らしい音楽を作ってきた音楽家に関するクイズです。〇か×かで答えてください。

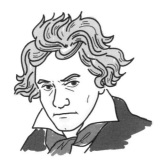

日 モーツァルトは3歳でピアノを始め，5歳で最初の作曲を行った。

答え（　　　）

月 ベートーベンは生まれた時から耳が聴こえなかった。

答え（　　　）

火 フォスターの「金髪のジェニー」は，本当は金髪ではない。

答え（　　　）

水 シューベルトのお墓は，ベートーベンの隣にある。

答え（　　　）

木 「荒城の月」の作曲者，滝廉太郎は「鳩ぽっぽ」も作曲した。

答え（　　　）

金 ゴジラのテーマ曲の作曲者，伊福部昭は，独学で音楽を学んだ。

答え（　　　）

土 「影を慕いて」の作曲者，古賀政男は日本レコード大賞を作った。

答え（　　　）

第46週　曜日計算クイズ

生活の中で，曜日を意識することは少なくないでしょう。問題にしたがって，曜日を計算してください。カレンダーを見ながらでもOK！

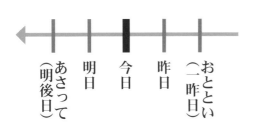

日 今日は日曜日です。あさって，お花見に行きます。お花見は何曜日ですか。

答え（　　　曜日）

月 昨日は日曜日でした。おとといは何曜日ですか。

答え（　　　曜日）

火 今日は火曜日です。10日後に友達とランチに行きます。ランチは何曜日ですか。

答え（　　　曜日）

水 今日は水曜日です。5日後に三味線（しゃみせん）のお稽古（けいこ）があります。お稽古は何曜日ですか。

答え（　　　曜日）

木 おとといは火曜日でした。おとといの12日後は何曜日ですか。

答え（　　　曜日）

金 今日は金曜日です。映画を観ました。次は14日後の予定です。何曜日ですか。

答え（　　　曜日）

土 今日は土曜日です。3日前に10日後会う約束をしました。何曜日に会いますか。

答え（　　　曜日）

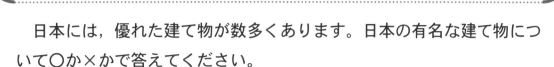
日本には，優れた建て物が数多くあります。日本の有名な建て物について〇か×かで答えてください。

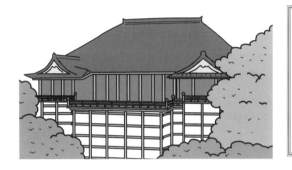

日

銀閣寺には，銀箔は貼られていない。

答え（　　　）

月

江戸城には，今でも天守閣がある。

答え（　　　）

火

東京スカイツリーは世界一高い建物である。

答え（　　　）

水

京都の清水寺（きよみずでら）の舞台から飛び降りた人はまだいない。

答え（　　　）

木

姫路城のまたの名を「白鷺城（しらさぎ）」と言う。

答え（　　　）

金

函館には五稜郭の外に四稜郭（しりょうかく）もある。

答え（　　　）

土

奈良の興福寺の五重塔は日本で一番高い木造の塔である。

答え（　　　）

アミダクジです。横線を3本書き足して，1〜5の好きなところから，占ってみましょう。選んだ線の先が，来週のラッキー地図記号です。当たるも八卦，当たらぬも八卦です。どうぞ，楽しんでください。

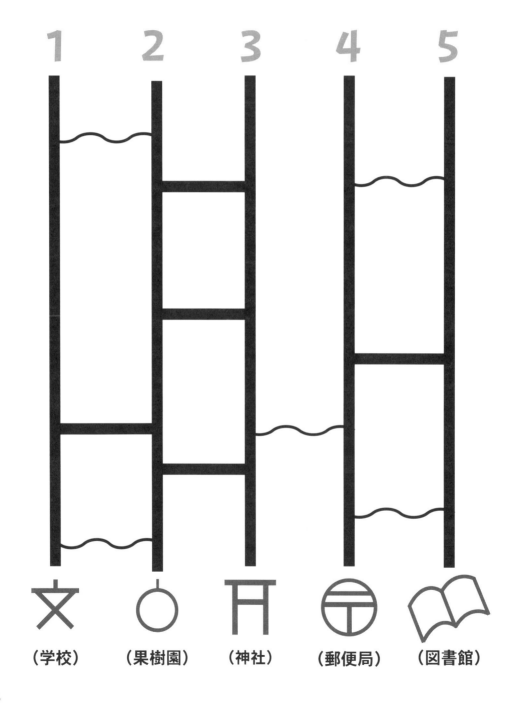

マンダラを塗ることは気持ちを落ち着かせてくれます。1週間かけてじっくり塗りましょう。カラーペンやサインペンで塗っても，色鉛筆で塗ってもかまいません。この本のカバーを参考に，自分の気持ちのおもむくままに色を塗ってみましょう。そして，飾って楽しみましょう。

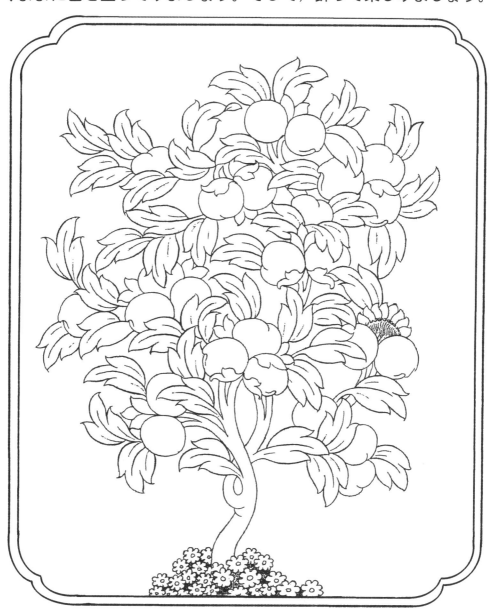

※アレ・ラマ原画『まんだらアートの塗り絵』（星の環会刊）より。本書をご希望の方は17頁をご覧ください。

歴史に関する卒業クイズです。○か×かで答えてください。
これで，あなたも歴女・歴男！！

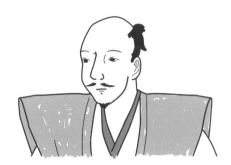

日
聖徳太子は大工さんの神様として敬われている。

答え（　　）

月
今の東大寺の大仏殿は，奈良時代のものより大きい。

答え（　　）

火
平安時代は，約400年続いた。

答え（　　）

水
織田信長が今川義元に勝った桶狭間（おけはざま）は，愛知県名古屋市にある。

答え（　　）

木
宮本武蔵と佐々木小次郎の決闘の場，巌流島（がんりゅうじま）は，決闘の時，巌流島とよばれていなかった。

答え（　　）

金
「昭和」は公式発表の前に別の年号が，東京日日新聞（現・毎日新聞）によって報道された。

答え（　　）

土
芥川龍之介は，関東大震災の時，妻子を置いてまず逃げた。

答え（　　）

第51週　来年の抱負を7つ書きましょう

　この本も，あますところあと3週となりました。次の1年間でぜひとも実現したいことを書いてください。

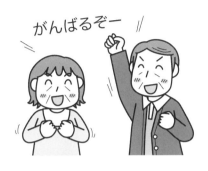

がんばるぞー

⬛ 日 　次の1年間でぜひとも会いたい人は？

⬛ 月 　次の1年間でぜひとも行ってみたい素敵な所は？

⬛ 火 　次の1年間でぜひとも読破したい本は？

⬛ 水 　次の1年間でぜひともマスターしたいことは？

⬛ 木 　次の1年間でぜひとも食べたいものは？

⬛ 金 　次の1年間でぜひとも手に入れたいものは？

⬛ 土 　次の1年間ぜひとも守りたいことは？

第52週　7つの絵探し

隣のページの大きな絵の中から，指示された動物の絵を見つけてください。楽しいイラストを眺めながら，取りくんでみてください。

- 右ページをしっかりと見ながら，曜日ごとに指定された動物を見つけてください。
- 出来ても出来なくても，絵探しを楽しみましょう。

日
サルの絵を2つ探してみましょう。見つかったら，○で囲んでください。

月
ヒツジの絵を2つ探してみましょう。見つかったら，○で囲んでください。

火
ニワトリの絵を2つ探してみましょう。見つかったら，○で囲んでください。

水
イヌの絵を3つを探してみましょう。見つかったら，○で囲んでください。

木
ネコの絵を3つ探してみましょう。見つかったら，○で囲んでください。

金
ウサギの絵を3つ探してみましょう。見つかったら，○で囲んでください。

土
クマの絵を3つ探してみましょう。見つかったら，○で囲んでください。

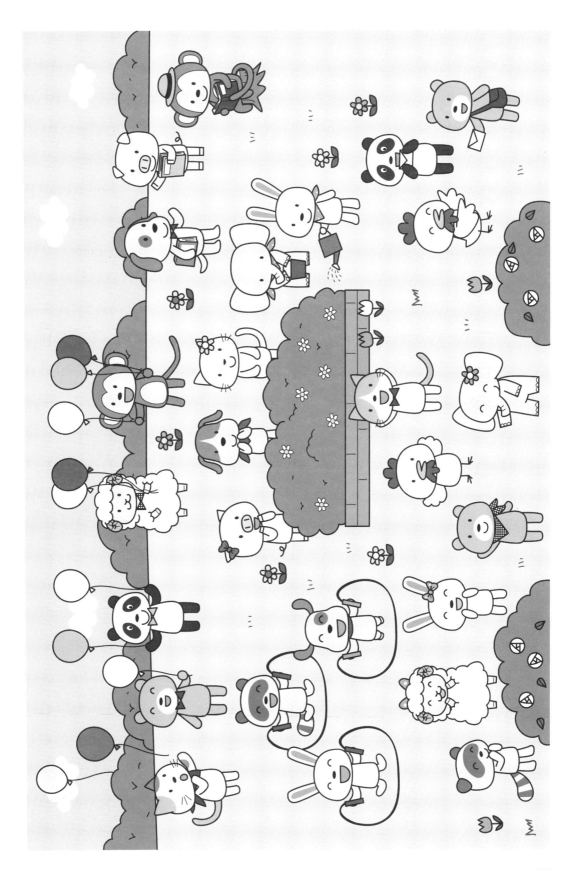

② この俳句をなぞって書いてみましょう。

ソフトクリーム掲げてさびしさを告げる

倒れて咲く野菊よ野菊よと日当る

青天や白き五弁の梨の花

よく見れば薺花咲く垣根かな

● ● 俳句を作ってみたい方は、第21週「1週間で俳句づくりをマスター」をご覧ください。
● 俳句を作られたら、「黎明俳壇」に投句しましょう。巻末の案内をご覧ください。

第53週　素敵な俳句を読もう、書こう、味わおう

素敵な俳句を読んだり、書いたりすると、心も体も軽くなります。短い俳句ですが、大きな世界でやさしく私たちを包み込んでくれます。

① 声に出して、読んでみましょう。

よく見れば薺花咲く垣根かな　松尾芭蕉（一六四四—一六九四）　季語　薺・春

＊「よく見れば」で、薺の花のちいささが感じられます。小さな美を発見した喜びの句です。教育者はよく子どもの個性を見逃さないことの戒めに、この句を引きます。薺は「ぺんぺん草」とも言います。

青天や白き五弁の梨の花　原石鼎（一八八六—一九五一）　季語　梨の花・春

＊なんと気持ちの良い俳句でしょう。青い空に白い梨の花の五つの花びらがくっきりと見えます。桜の花でないところも味わいがあります。

倒れ咲く野菊よ野菊よと日当る　小川双々子（一九二二—二〇〇六）　季語　野菊・秋

＊「野菊よ野菊よ」の繰り返しは、太陽の暖かな光が、野菊よ立ちなさい、立ちなさいと励ますがごとく日の光が降りそそぐ様子を表現しています。

ソフトクリーム掲げてさびしさを告げる　池田澄子（一九三六—）　季語　ソフトクリーム・夏

＊ある人がさびしさのあまりソフトクリームというポップな食べ物を空高く掲げ、世界中に宣言しました。私はさびしいのよと。ユーモアが哀感をもって感じられる句です。この句は、自由のたいまつを掲げるニューヨークの女神像を面影にしています。

クイズの答え

第1週 日－× ＊最近では，宝永の大噴火（1707年）がある。 月－○
＊卑弥呼の政治をサポートした。 火－× ＊聖徳太子が摂政をした推
古天皇など，10代。 水－× ＊古今和歌集に鶯の歌がたくさんある。
木－× ＊時代が異なる。 金－○ ＊俳諧の方が忙しくなったのでや
めた。 土－× ＊実際は，1603年－1867年までの264年間。

第3週 日－金 月－水 火－土 水－日 木－火 金－月 土－木

第4週 水－湯川秀樹 ＊1949年ノーベル物理学賞受賞 木－宗谷^{そうや}
土－1964年10月10日

第5週 日－○ 月－× ＊明治5年，新橋－横浜間営業運転開始。 火－×
＊オランダのアムステルダム中央駅など。 水－× ＊一番は京都市，
明治28年。二番は名古屋市，明治31年。木－○ ＊1863年開業のロン
ドンの地下鉄。 金－○ ＊九州新幹線で走っている。 土－× ＊明治時代

第7週 日－学 月－絵 火－楽 水－恋 木－体 金－画 土－弁当

第8週 日－① 月－① 火－② 水－② 木－① 金－① 土－②

第9週

日 月 火 水
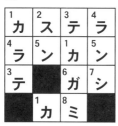

木 金 土
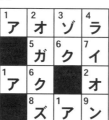

＊上記の答え以外にも，正解となるものがあることがあります。

第10週 日－学 月－業 火－成 水－進 木－会 金－電 土－定

第13週

日

＋	1	4	5	3
6	7	10	11	9
3	4	7	8	6
2	3	6	7	5
4	5	8	9	7

月

＋	6	2	4	8
1	7	3	5	9
6	12	8	10	14
5	11	7	9	13
2	8	4	6	10

火

＋	7	9	2	5
3	10	12	5	8
8	15	17	10	13
1	8	10	3	6
5	12	14	7	10

水

＋	9	7	6	8
3	12	10	9	11
5	14	12	11	13
6	15	13	12	14
4	13	11	10	12

第 13 週　木　　　　　　　金　　　　　　　土

＋	9	11	7	13
8	17	19	15	21
12	21	23	19	25
14	23	25	21	27
10	19	21	17	23

＋	17	21	11	19
15	32	36	26	34
12	29	33	23	31
23	40	44	34	42
16	33	37	27	35

＋	15	22	20	8
24	39	46	44	32
16	31	38	36	24
17	32	39	37	25
28	43	50	48	36

第 14 週　日－○　　月－×　　＊壊れていたオランダ製のエレキテルを修理した。
火－○　　水－○　　木－○　　＊1926 年，高柳健次郎が実験に成功。
金－×　　＊山中伸弥　土－○　　＊二宮忠八

第 15 週　月－ランラン・カンカン　金－（アポロ）11 号

第 17 週　日－ 400 円　　月－ 100 円　　火－ 1050 円　　水－ 3000 円　　木－ 2400 円
金－ 2700 円　　土－ 8000 円

第 18 週　日－③　　月－②　　火－①　　水－②　　＊ケは漢字の个(個)　　木－①
金－②　　土－①

第 19 週　日－①　　月－②　　火－②　　水－①　　木－③　　金－③　　土－②

第 20 週　日（松・柿・桜）　月（暗・晴・明）　火（海・波・河）　水（銅・銀・鉄）
木（肝・胸・腸）　金（境・地・坂）　土（裃・袖・襟）

第 23 週　日－桃太郎　　月－かぐや姫　　火－ジャックと豆の木　　水－かちかち山
木－浦島太郎　　金－さるかに合戦　　土－白雪姫

第 26 週　日　　　　　　月　　　　　　火　　　　　　水

－	6	4	7	5
1	5	3	6	4
3	3	1	4	2
4	2	0	3	1
2	4	2	5	3

－	9	6	10	7
2	7	4	8	5
5	4	1	5	2
3	6	3	7	4
1	8	5	9	6

－	8	6	7	9
5	3	1	2	4
3	5	3	4	6
4	4	2	3	5
6	2	0	1	3

－	12	8	10	13
7	5	1	3	6
3	9	5	7	10
5	7	3	5	8
6	6	2	4	7

木　　　　　　金　　　　　　土

－	15	9	11	14
8	7	1	3	6
5	10	4	6	9
3	12	6	8	11
9	6	0	2	5

－	18	13	16	20
9	9	4	7	11
4	14	9	12	16
11	7	2	5	9
7	11	6	9	13

－	13	19	14	17
6	7	13	8	11
12	1	7	2	5
7	6	12	7	10
10	3	9	4	7

第 27 週　日－×　　＊立春の前の日。　　月－×　　＊年に 2 回，秋にもある。
火－○　　水－×　　＊「入梅」は梅雨入りの時期のこと。　　木－○
＊夏至から数えて 11 日目。半夏という毒草の生える頃とされる。
金－×　　＊本来，土用は春夏秋冬の終わりの 18 日間。
土－○　　＊立春から数えて 210 日目。

第 29 週 日－×　＊1820 年，ミロス島で発見された時から腕はなかった。しかし，なくても（いや，ないほうが？）プロポーションは抜群。　月－○　＊「枯木鳴鵙図」「鵜図」などが重要文化材になっている。
火－×　＊ゴッホは浮世絵に熱中し，油絵で広重の『名所江戸百景 大はしあたけの夕立』などを模写した。　水－×　＊南太平洋のタヒチに行った。そこで「タヒチの女」などの名作を描いた。　木－○　＊1937 年，パリ万国博覧会に展示された。　金－○　＊ニワトリの足の裏に朱肉をつけ，竜田川の紅葉を描かせた。　土－○　＊岡本太郎は，縄文土器を初めて芸術として見た。

第 30 週 日－青春　月－幸福　火－情熱　水－誠実　木－希望　金－親愛
土－健康

第 32 週 日－○　＊宝当神社。佐賀県唐津市沖の高島にある。
月－×　＊1 位愛知県 4605，5 位京都府 3084。（2011 年）
火－×　＊1 位・明治神宮 316 万人，4 位・浅草寺 285 万人。（2016 年）
水－×　＊出雲大社。他の所で神様が不在となるため 10 月を神無月という。　木－×　＊東大寺大仏…約 14.7 m，鎌倉大仏…約 11.3 m。
金－○　＊京都の電電宮。　土－○　＊上行寺（鎌倉市），無量寺（愛知県蒲郡市）など。

第 33 週 日－1 月 8 日　月－5 月 3 日　火－4 月 28 日　水－4 月 17 日
木－7 月 5 日　金－9 月 18 日　土－11 月 30 日

第 34 週 日－○　＊1566 年—1658 年まで生き，92 歳で亡くなった。
月－○　＊浮田幸吉は，天明 5（1785）年，岡山で初飛行，のちに，駿河で再挑戦。数十秒飛んだが，処払いとなった。　火－○　＊平賀源内が，宝暦 12 年（1762）に日本で初めての全国的な物産博覧会（東都薬品会）を開いた。　水－×　＊シーボルトが名前を付けた。　木－○　＊安藤昌益（1703－1762?）。東北の人。　金－×　＊二千石を積む船もあった。
土－×　＊鎖国中も，オランダ・中国とは，通商関係があった。

第 35 週 日－天　月－杏　火－甘　水－果　木－茶　金－画　土－童

第 38 週 日－○　＊化石が発見されている。　月－○　＊ヨーロッパではイチョウは化石植物で，それまで生えていなかった。　火－×　＊生きている化石オウムガイのこと。水－×　＊止まった時，チョウのようにはねをたたむ。　木－×　＊カニではなく，クモやサソリの仲間である。　金－×　＊オオサンショウウオは，日本の固有種で，世界で一番大きな両生類である。　土－○　＊シーラカンスは深い海に生息している。深い海は環境が似ているので，日本の海の深い所にいないとはいえない。

第39週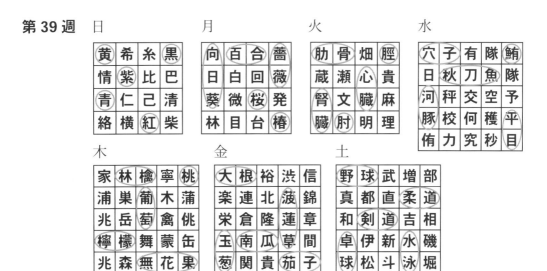

第40週　日－×　＊原宿，由比宿など沢山描かれている。　月－×　＊モナリザはルーブル美術館。　火－○　水－○　木－×　＊厨子は仏像などを安置する仏具。　金－○　＊イタリアのミラノにあるロンダニーニのピエタ（マリアとキリストの像）は現代的ですばらしい。土－○

第41週　日－①　月－②　火－②　水－②　木－①　金－①　土－②

第42週　日－×　＊夏目漱石は，江戸に生まれ，現東京大学卒業後，松山市で教鞭をとった。　月－○　火－×　水－×　＊森鷗外が留学したのはドイツである。　木－×　＊アメリカの小説家エドガー・アラン・ポーから。　金－○　＊盛岡中学校である。　土－○

第43週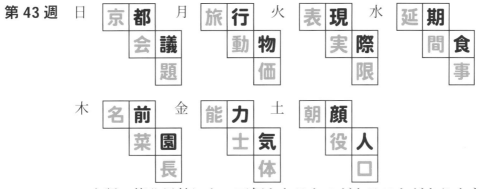

＊上記の答え以外にも，正解となるものがあることがあります。

第44週

日
×	2	4	5	6
1	2	4	5	6
3	6	12	15	18
2	4	8	10	12
5	10	20	25	30

月
×	7	3	2	9
5	35	15	10	45
2	14	6	4	18
4	28	12	8	36
8	56	24	16	72

火
×	8	4	7	6
9	72	36	63	54
7	56	28	49	42
3	24	12	21	18
6	48	24	42	36

水
×	6	5	7	9
4	24	20	28	36
8	48	40	56	72
2	12	10	14	18
3	18	15	21	27

木					金					土			
×	7	9	5	6	×	12	8	10	6	×	10	9	11	8
8	56	72	40	48	3	36	24	30	18	7	70	63	77	56
10	70	90	50	60	2	24	16	20	12	8	80	72	88	64
7	49	63	35	42	4	48	32	40	24	6	60	54	66	48
6	42	54	30	36	1	12	8	10	6	5	50	45	55	40

第45週　日－○　月－×　＊20代後半頃から徐々に聴こえなくなった。
火－○　＊正確には薄茶色である。　水－○　木－○　金－○　土－○

第46週　日－火　月－土　火－金　水－月　木－日　金－金　土－土

第47週　日－○　月－×　＊江戸時代に火災で燃えた。　火－×　＊東京スカイ
ツリーは634m。世界で一番高い建物のドバイのブルジュ・ハリファは,
828m ある。　水－×　＊大勢いる。　木－○　金－○　土－×　＊1
位は京都の東寺の五重塔（54.8 m）。興福寺は50.1 m。

第50週　日－○　＊聖徳太子は,曲尺（かねじゃく）を発明したとされている。　月－×
＊奈良時代より横幅が3分の2になっている。　火－○　＊794年―
1192年の398年間。　水－×　＊愛知県豊明市　木－○　＊当時は舟島。
佐々木小次郎の号,巌流を記念して島の名前を変えたと言われる。
金－○　＊「光文」として報道された。誤報であった。
土－○　＊そのため妻に叱られて,「人間最後になると自分のことしか
考えないものだ」と言ったとされる。

第52週　下図参照

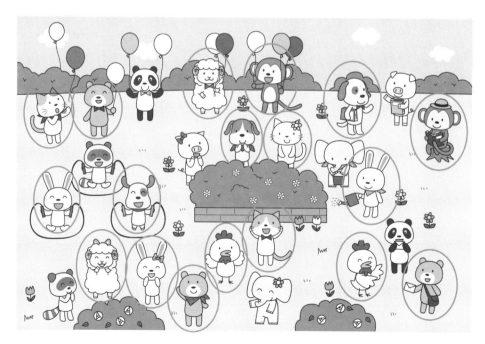

編者紹介

● 脳トレーニング研究会

シニアが楽しく脳のトレーニングができるような，バラエティに富んだクイズを日夜，研究・開発している研究会。著書に，『バラエティクイズ＆ぬり絵で脳トレーニング』『シニアのための記憶力遊び＆とんち・言葉クイズ』『シニアのための記憶力遊び＆脳トレクイズ』『シニアのための笑ってできる生活力向上クイズ＆脳トレ遊び』『シニアの脳を鍛える教養アップクイズ＆記憶力向上遊び』。

［お問い合わせ］
黎明書房（☎ 052-962-3045）まで

シニアが毎日楽しくできる週間脳トレ遊び

2017 年 2 月 10 日　初版発行	編　者	脳トレーニング研究会
	発行者	武　馬　久　仁　裕
	印　刷	株式会社太洋社
	製　本	株式会社太洋社

発　行　所　　　　　　株式会社　黎　明　書　房

〒 460-0002　名古屋市中区丸の内 3-6-27　EBS ビル
☎ 052-962-3045　FAX 052-951-9065　振替・00880-1-59001
〒 101-0047　東京連絡所・千代田区内神田 1-4-9　松苗ビル 4 階
☎ 03-3268-3470

落丁本・乱丁本はお取替します。　　ISBN978-4-654-05976-8

俳句で楽しく脳トレしませんか。
黎明俳壇開設のご案内

　小社の脳トレーニング書の読者のご要望に応え，この度，シニアを対象とした黎明俳壇を開設することに致しました。以下の要領で，俳句を募集しています。初心者の方もお気軽にご投句ください。

1　**投句**：投句は1回につき2句まで。下記の住所に葉書もしくは，メールにて小社内の黎明俳壇係にお送りください。投句料は無料です。

　　〒460-0002　名古屋市中区丸の内3-6-27　EBSビル　黎明書房　黎明俳壇係
　　E-mail：mito-0310@reimei-shobo.com

　未発表作品に限ります。二重投句はご遠慮ください。選者が添削する場合がございます。投句の際は，ご住所・お名前（ふりがな）・電話番号を明記してください。

2　**選句発表**：特選，佳作，入選の作品を，隔月に小社ホームページ上に発表します。小社ホームページは「黎明書房」で検索できます。また，年2回（1月，7月を予定）発行の冊子『黎明俳壇』に掲載させていただきます。特選，佳作，入選の作品掲載の冊子『黎明俳壇』は，特選，佳作の方に送らせていただきます。冊子『黎明俳壇』は，定価500円（送料込）です。ご希望の方はご注文ください。代金は切手可。

3　**お願い**：掲載されました特選，佳作，入選の作品は，小社刊行物に使わせていただくことがあります。

4　**選者**：武馬久仁裕（黎明書房社長，俳人）

※詳しくは小社ホームページをご覧ください。

自費出版のご案内

○詩集・句集・歌集・自分史・論文集・小説・随筆集・社史　その他，お引き受けいたします。

○出版をご希望の方は，小社「自費出版係」まで，お気軽にお問い合わせください。
　Tel.052-953-7333　　E-mail: ito@reimei-shobo.com

○お見積もりは無料です。(小社の方針に添わない場合は，出版をお引受けできない場合がありますのでご了承ください。)

＊自費出版については，小社ホームページにて詳しくご案内しております。

＊句集・歌集の場合は，通常よりお値打ちにさせていただきます。